Hans-Hermann Rieck

Erfolgreiches Beschwerdemanagement in der Altenhilfe

Definition, Ziele und Prozesse

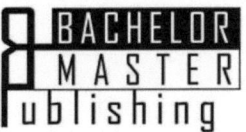

Rieck, Hans-Hermann: Erfolgreiches Beschwerdemanagement in der Altenhilfe: Definition, Ziele und Prozesse. Hamburg, Bachelor + Master Publishing 2014

Originaltitel der Arbeit: Das Beschwerdemanagement als vorgeschriebenes Instrument des Qualitätsmanagements

Buch-ISBN: 978-3-95684-245-0
PDF-eBook-ISBN: 978-3-95684-745-5
Druck/Herstellung: Bachelor + Master Publishing, Hamburg, 2014
Coverbild: pixabay.com
Zugl. bfw-Unternehmen für Bildung, Fortbildungszentrum für Berufe im Gesundheitswesen, Frankfurt, Deutschland, Studienarbeit, Februar 2003

Bibliografische Information der Deutschen Nationalbibliothek:
Die Deutsche Nationalbibliothek verzeichnet diese Publikation in der Deutschen Nationalbibliografie; detaillierte bibliografische Daten sind im Internet über http://dnb.d-nb.de abrufbar.

Das Werk einschließlich aller seiner Teile ist urheberrechtlich geschützt. Jede Verwertung außerhalb der Grenzen des Urheberrechtsgesetzes ist ohne Zustimmung des Verlages unzulässig und strafbar. Dies gilt insbesondere für Vervielfältigungen, Übersetzungen, Mikroverfilmungen und die Einspeicherung und Bearbeitung in elektronischen Systemen.

Die Wiedergabe von Gebrauchsnamen, Handelsnamen, Warenbezeichnungen usw. in diesem Werk berechtigt auch ohne besondere Kennzeichnung nicht zu der Annahme, dass solche Namen im Sinne der Warenzeichen- und Markenschutz-Gesetzgebung als frei zu betrachten wären und daher von jedermann benutzt werden dürften.

Die Informationen in diesem Werk wurden mit Sorgfalt erarbeitet. Dennoch können Fehler nicht vollständig ausgeschlossen werden und die Diplomica Verlag GmbH, die Autoren oder Übersetzer übernehmen keine juristische Verantwortung oder irgendeine Haftung für evtl. verbliebene fehlerhafte Angaben und deren Folgen.

Alle Rechte vorbehalten

© Bachelor + Master Publishing, Imprint der Diplomica Verlag GmbH
Hermannstal 119k, 22119 Hamburg
http://www.diplomica-verlag.de, Hamburg 2014
Printed in Germany

Inhaltsverzeichnis

1 Einleitung 3

2 Zielsetzung 4
2.1 Ausgangslage 4

3 Was bedeutet prozessorientiertes Qualitätsmanagement? 5
3.1 Ziele von Qualitätsmanagement 5
3.2 Vorteile von Qualitätsmanagement 5
3.3 Qualitätsmanagement nach DIN EN ISO 9001:2000 6
    3.3.1 Qualitätsmanagement mit System 6
3.4 Was ist ein Qualitätsmanagementsystem? 6
3.5 Qualitätsbegriffe in der stationären Altenhilfe 7

4 Warum implementiere ich ein Beschwerdemanagement? 8
4.1 Checkliste zur Vorbereitung der Implementierung 8
4.2 Definition Beschwerde 8
4.3 Grundsätze des Beschwerdemanagements 9
    4.3.1 Beschwerden gehen alle an 9

5 Verbesserungsinitiative Beschwerdemanagement 10
5.1 Bedeutung des Beschwerdemanagements 10
5.2 Beschwerdemanagementprozess 11
5.3 Stimulierung von Beschwerden 11
5.4 Organisation der Beschwerdeentgegennahme 12
    5.4.1 Regeln für den sicheren Umgang mit dem Beschwerdeführer 13
5.5 Organisation der Beschwerdebearbeitung 14
5.6 Gewährleistung der Beschwerdereaktion 15
5.7 Sicherung der Beschwerdeauswertung 15

6 Beschwerdemanagement in der Senioreneinrichtung XY 17
6.1 Umgang mit Fehlern und Reklamationen 17
6.2 Zielsetzung 17
    6.2.1 Maßnahmen des Beschwerdemanagements 17
    6.2.2 Resümee 18
6.3 Eingesetzte Qualitätstechniken 18
    6.3.1 Erfassungsbogen Beschwerdemanagement 19
    6.3.2 Flowchart Beschwerdemanagement 20
    6.3.3 Eingangsbestätigung der Beschwerde 21
    6.3.4 Antwort an Beschwerdeführer 22

7 Zusammenfassung 23

8 Fazit 24

9 Literaturhinweis 25

Abbildungsverzeichnis:

Abbildung 1: „Das Ziel zeigt den Weg auf" 4
Abbildung 2: Rahmenbedingungen eines QMS 6
Abbildung 3: Verhalten unzufriedener Kunden und Konsequenzen 10
Abbildung 4: Beschwerdemanagementprozess 11
Abbildung 5: Umgang mit unzufriedenen Kunden 13
Abbildung 6: Auszug aus den Grundsätzen des Hotels Ritz-Carlton 13
Abbildung 7: Demingkreis für Dienstleistungen 18
Abbildung 8: Matrix Erfassungsbogen Beschwerdemanagement 19
Abbildung 9: Flowchart Beschwerdemanagement 20
Abbildung 10: Matrix Beschwerdeerwiderung 21
Abbildung 11: Matrix Beschwerdeantwort 22

Tabellenverzeichnis:

Tabelle 1: Matrix Vorbereitung Beschwerdemanagement 8

1 Einleitung

Die vorliegende Arbeit wurde im Rahmen der berufsbegleitenden Weiterbildung zum TQM-Manager ® (EQ Zert) am bfw in Frankfurt/Main als Abschlussarbeit (Prüfungsgrundlage EQ Zert) erstellt. Das Thema dieser Arbeit lautet:

**Das Beschwerdemanagement
als vorgeschriebenes Instrument des Qualitätsmanagements.**

Qualitätsmanagement ist heute in aller Munde. Die Diskussionen über Sinn und Zweck eines Qualitätsmanagement-Systems nehmen zu. Ist Qualitätsmanagement eine Modeerscheinung? Sicherlich nicht: Qualitätsmanagement richtig verstanden und richtig umgesetzt bringt nicht nur eine verbesserte Qualität hinsichtlich der zu erbringenden Pflegeleistung, sondern trägt deutlich zur Steigerung der Wirtschaftlichkeit und Wettbewerbsfähigkeit der Einrichtung bei.

> Qualitätsmanagement: Die Herausforderung der Zukunft in Alten- und Pflegeeinrichtungen.

Ein Beschwerdemanagement in der Senioreneinrichtung XY lag bis dato jedoch noch nicht vor. Es gab keinen Überblick darüber an wen wie viele Beschwerden gerichtet wurden, wer sie beantwortet hat, ob sie beantwortet wurden, wie viel Zeit hierzu benötigt wurde, wer die Gespräche mit den betroffenen Personengruppen bzw. Mitarbeitern führte, ob diese Gespräche geführt wurden noch darüber ob und wie diese dokumentiert wurden. Beschwerden wurden nicht zentral gesammelt und es gab keine einheitlich, standardisierte Vorgehensweise.

Den Gedanken zur Einführung eines Beschwerdemanagements in der Senioreneinrichtung XY hatte ich schon seit einiger Zeit. Aufgrund des vermutlich hohen Arbeitsaufkommens zur Erstellung und Vorbereitung verschob ich dieses Vorhaben immer wieder. Nunmehr hatte ich jedoch die Gelegenheit, mich mit dieser interessanten Thematik im Rahmen der Weiterbildung auseinander zu setzen.

Nach der Zielsetzung, die mir zu Beginn der Arbeit als sehr wichtig erscheint, beschäftige ich mich zunächst kurz mit der allgemeinen Ausgangslage in der stationären Altenhilfe.

Im ersten Schwerpunkt dieser Arbeit stelle ich die Frage nach einem prozessorientierten Qualitätsmanagement. Hier betrachte ich sowohl die Ziele wie auch die Vorteile des Qualitätsmanagement, betrachte es unter dem Gesichtspunkt der DIN EN ISO 9001:2000, beschäftige mich mit dem Begriff Qualitätsmanagtsystem sowie Qualitätsbegriffen in der stationären Altenhilfe.

Anschließend zeige ich eine Checkliste zur Vorbereitung der Implementierung eines Beschwerdemanagements auf, definiere den Begriff Beschwerde und zeige allgemeine Grundsätze des Beschwerdemanagements auf.

Ein weiterer Schwerpunkt ist die Verbesserungsinitiative Beschwerdemanagement. Hier geht es um die Bedeutung des Beschwerdemanagements, den Beschwerdemanagementprozess sowie um die Stimulierung von Beschwerden. Im weiteren werden die Organisation der Beschwerdeentgegennahme sowie Regeln für den sicheren Umgang mit dem Beschwerdeführer aufgezeigt. Weiterhin wird Stellung bezogen zur Organisation der Beschwerdebearbeitung, zur Gewährleistung der Beschwerdereaktion sowie zur Sicherung der Beschwerdeauswertung.

Im nächsten Kapitel zeige ich das Beschwerdemanagement in der Senioreneinrichtung XY auf. Hier nehme ich Bezug zum Umgang mit Fehlern und Reklamationen und stelle die Zielsetzung vor. Ausführlich werden später die eingesetzten Qualitätstechniken vorgestellt. Hierbei handelt es sich um den Erfassungsbogen sowie den dazugehörigen Flowchart, die Eingangsbestätigung der Beschwerde sowie die Antwort an den Beschwerdeführer.

Nach der Zusammenfassung werde ich mein Fazit aus dieser Arbeit ziehen.

2 Zielsetzung

Beschwerdemanagement, aber wie? Ich habe mir daher zu Beginn der Ausarbeitung folgendes Ziel gesetzt:

Ich möchte ein Beschwerdemanagement als Instrument des prozessorientierten Qualitätsmanagements gem. DIN ISO 9001:2000 in der Senioreneinrichtung XY implementieren.

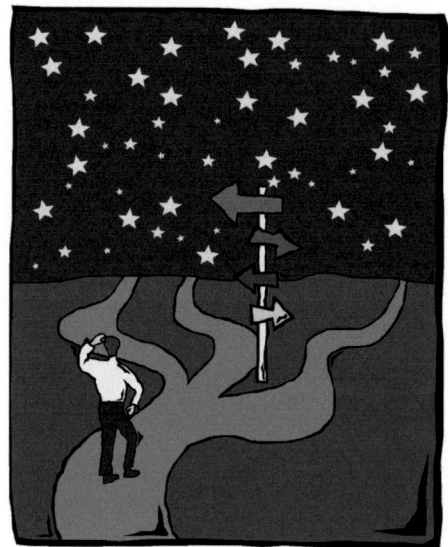

Abbildung 1: „Das Ziel zeigt den Weg auf"

Unter dieser Zielsetzung habe ich diese Abschlussarbeit verfasst.

Im folgenden Kapitel werde ich mich zunächst mit der allgemeinen Situation der Qualität in der stationäre Altenhilfe auseinandersetzen.

2.1 Ausgangslage

Das die Qualität einer Einrichtung der stationären Altenhilfe maßgeblich zur Zufriedenheit und einer angemessenen Versorgung der Pflegebedürftigen beiträgt, wird von Seiten des Gesetzgebers durch den § 80 SGB XI deutlich gemacht.

Die Qualität der Einrichtung und besonders die Qualität der Pflege stellt für den Gesetzgeber einen besonderen Bestandteil der Wirksamkeit und Wirtschaftlichkeit einer Einrichtung dar.

> „ (...) Die zugelassenen Pflegeeinrichtungen sind verpflichtet, sich an Maßnahmen zur Qualitätssicherung zu beteiligen (...)"[1]

Im folgenden Kapitel beschäftige ich mich ausführlich mit dem Begriff Qualitätsmanagement.

---

1 vgl. Gesetzes zur Einordnung des Sozialhilferechts in das Sozialgesetzbuch (BGBl. I S. 3022)

3 Was bedeutet prozessorientiertes Qualitätsmanagement?

Unter dem Begriff Qualitätsmanagement ist zu verstehen:

1. Führungsinstrument, um Kundenanforderungen
   a. zuverlässig zu ermitteln und
   b. mit wirtschaftlichem Aufwand zu realisieren.
2. Systematische Ausrichtung und Steuerung
   a. aller Aktivitäten eines Unternehmens
   b. ausgerichtet auf die Anforderungen der Kunden.

Qualitätsmanagement ist somit die Gesamtheit der qualitätsbezogenen Tätigkeiten bzw. aller aufeinander abgestimmten Tätigkeiten zum Lenken und Leiten einer Organisation bezüglich deren Qualität. Dazu gehören:

1. Qualitätsplanung,
2. Qualitätslenkung,
3. Prozessbeherrschung,
4. Qualitätsprüfung und
5. Qualitätsverbesserung.

Qualitätsmanagement ist Aufgabe des Managements. Die Unternehmensleitung muss Qualität zu einem ihrer obersten Ziele machen und die geeigneten Rahmenbedingungen zur Umsetzung dieses Zieles schaffen. [2]

Nachfolgend gehe ich auf die Ziele des Qualitätsmanagement ein.

3.1 Ziele von Qualitätsmanagement

Oberste Ziele sind Kunden- und Mitarbeiterzufriedenheit.[3]

Weitere Ziele sind die Übernehme von gesellschaftlicher Verantwortung als Unternehmen und die langfristige Sicherung des wirtschaftlichen Erfolgs des Unternehmens.

> Die systematische Erfassung und Bearbeitung von Rückmeldungen positiver wie negativer Art im Dienste der Qualitätssicherung bzw. –steigerung sowie Kunden- und Mitarbeiterzufriedenheit.

Die Frage nach Vorteilen eines Qualitätsmanagement wird im folgenden bearbeitet.

3.2 Vorteile von Qualitätsmanagement

Mögliche Vorteile des Qualitätsmanagements sind:

1. Erleichterung innerbetrieblicher Kommunikation
2. Beseitigung von Störungen und Unklarheiten
3. Beseitigung ineffektiver Praktiken und doppelter Bearbeitungsschritte
4. Einsparung von Arbeitszeit, Material, Ausstattung
5. Schließung von Kontrolllücken und Senkung der Fehlerkosten
6. Abnahme von Regressfällen durch bessere Dienstleistungsqualität

---

[2] vgl. DIN EN ISO 9001:2000, 5.1 Verpflichtung der Leitung
[3] vgl. ebd., 8.2.1 Kundenzufriedenheit

7. Senkung von Reklamationskosten, Abnahme von Kundenbeschwerden
8. Verbesserung der Termintreue
9. Verringerung von Lagerkosten durch kleinere Lagerbestände
10. Erhöhung der Kundenzufriedenheit und Kostenreduzierung sichern Marktposition und Marktanteil

Nachfolgend werden Grundlagen eines Qualitätsmanagements auf Basis der DIN EN ISO 9001:2000 vorgestellt.

3.3 Qualitätsmanagement nach DIN EN ISO 9001:2000

Qualitätsmanagement wird hierbei geprägt durch die internen und externen Interessenpartner der Organisation. Ziel ist es hierbei, dir Erwartungen aller interessierter Parteien in gleichem Maße zu erfüllen. [4]

Was Qualitätsmanagement mit System bedeutet, wird nachfolgend dargestellt.

3.3.1 Qualitätsmanagement mit System

Qualitätsmanagement nach ISO 9000 bedeutet Management mit System.

Die Zielsetzung dabei ist es, Transparenz und Effizienz des gesamten Prozessnetzwerkes einer Organisation zu steigern und dadurch eine geeignete Symptomatik zu optimieren. [5]

Im folgenden wird der Begriff Qualitätsmanagement erläutert.

3.4 Was ist ein Qualitätsmanagementsystem?

Unter dem Begriff Qualitätsmanagementsystem wird die Gesamtheit aller qualitätsrelevanten Maßnahmen einer Einrichtung verstanden. Der Begriff „System" soll dabei darauf hinweisen, dass Qualität nicht als ein Bündel von unabhängigen Maßnahmen zu verstehen ist, sondern dass die qualitätsrelevanten Maßnahmen so miteinander verwoben sein müssen, dass ein funktionierendes, ineinander verzahntes und aufeinander aufbauendes System entwickelt wird.

FÜHRUNG	MITARBEITER	STRUKTUREN
Verantwortung der Leitung Vorbild Gemeinsame Ziele	Verantwortung Qualifikation Motivation	QMS Projektmanagement Qualitätszirkel Beratung Dokumentation

Abbildung 2: Rahmenbedingungen eines QMS

Anschließend werde ich einige Qualitätsbegriffe in der stationären Altenhilfe aufzeigen.

---

4 vgl. M. Illison u. J. G. Kerner: Qualitätsmanagement in der Altenhilfe, Seite 9
5 vgl. ebd.: Seite 11

3.5 Qualitätsbegriffe in der stationären Altenhilfe

Heute sind die unterschiedlichsten Ansätze zur Qualitätsdefinition in der gesichteten Literatur anzutreffen:

1. Qualität ist der Grad der Erreichung der gesteckten Pflegeziele.
2. Qualität ist der Grad der Übereinstimmung zwischen den Zielen des Gesundheitswesens und der wirklich geleisteten Pflege.
3. Qualität ist der Grad der Übereinstimmung zwischen den Erwartungen der Kunden und der tatsächlichen Pflege.

Umfassend und normengerecht könnte Qualität folgend definiert werden:

4. Qualität ist der Grad der Übereinstimmung von Kundenerwartungen und der geleisteten Pflege unter Berücksichtigung des anerkannten, fachlichen Standards der Pflege.

Die Frage nach der Implementierung eines Beschwerdemanagements in der Senioreneinrichtung XY wird nachfolgend beantwortet.

4 Warum implementiere ich ein Beschwerdemanagement?

Forderungen zur Implementierung eines Beschwerdemanagements finde ich unter anderem im Prüfkatalog des MDK (§ 80 SGB XI) sowie in der DIN ISO 9001. [6]

Zur Vorbereitung der Implementierung dient eine Checkliste, welche ich anschließend vorstellen werde.

4.1 Checkliste zur Vorbereitung der Implementierung

	v./ ja	n.v./ nein	In Arbeit bzw. fertig bis .../Anmerkungen
Gibt es ein Beschwerdemanagement?			
Gibt es schriftliche Vorgaben hierzu?			
Werden Beschwerden nur mündlich aufgenommen?			
Wie werden Beschwerden aufgenommen?			
o			
o			
o			
o			
o			
o Vordrucke für Beschwerden			
o Beschwerdebriefkasten			
Wer bearbeitet Beschwerden/nimmt sie entgegen?			
o Geschäftsführung			
o Heimleitung			
o Pflegedienstleitung			
o sonstige Personen			
Werden Kunden/Angehörige, die sich beschwert haben, über darauf folgende Veränderungen informiert?			
Werden Veränderungen nach Beschwerden kontrolliert?			
o Von wem?			
„v." = „vorhanden", „n.v." = „nicht vorhanden"			

Tabelle 1: Matrix Vorbereitung Beschwerdemanagement

Im weiteren werde ich versuchen, den Begriff Beschwerde zu definieren.

4.2 Definition Beschwerde

Eine Beschwerde ist:
- o ein Hinweis auf Mängel und/oder Fehler,
- o ein Hinweis auf ein ent- oder bestehendes Problem,
- o häufig eine subjektive Meinungsäußerung.

Nachfolgend stelle ich einige Grundsätze des Beschwerdemanagements vor.

---

[6] vgl DIN EN ISO 9001:2000, 7.2.3 Kommunikation mit dem Kunden

4.3 Grundsätze des Beschwerdemanagements

- o Beschwerden sind erwünscht (werden belohnt)
- o Beschwerden werden abgeholt (ermittelt und abgefragt)
- o Beschwerden stehen auf der Tagesordnung (bei Besprechungen etc.)
- o Beschwerden gehen alle an (jeder ist zuständig)
- o Beschwerden haben keine Öffnungszeiten (werden jederzeit angenommen)
- o Beschwerden haben Folgen (werden bearbeitet)

Das Beschwerden alle etwas angehen, werde ich anschließend darlegen.

4.3.1 Beschwerden gehen alle an ...

... und jede(r) ist zuständig

1. Unterschied zwischen Annahme und Bearbeitung
    - o Für die Beschwerdenannahme sind alle zuständig
    - o Verantwortung aller für die Weiterleitung
    - o Bearbeitung sicherstellen
2. Gemeinsame Arbeit an der Abstellung der Beschwerdegründe/-ursachen.

Im nächsten Kapitel stelle ich meine Verbesserungsinitiative Beschwerdemanagement vor.

5 Verbesserungsinitiative Beschwerdemanagement

Hinweise auf mögliche Verbesserungen von den Kunden (Beschwerden) liefern Unternehmen ganz entscheidende Informationen über Modernisierungs- und Reformpotentiale. Aus diesem Grund sind Beschwerden häufig gleichermaßen populär wie verhasst. Sie stärken die Wettbewerbsfähigkeit von Unternehmen und sichern damit Arbeitsplätze, aber sie lösen auch Veränderungsdruck und damit Unsicherheit aus. Um die entscheidenden Hinweise für den Unternehmenserfolg aus Verbesserungsvorschlägen und Beschwerden zu erhalten, müssen daher Systeme zum Beschwerdemanagement entwickelt und eingeführt werden.

Beim Beschwerdemanagement zeigen Untersuchungen, dass Kunden ihre Unzufriedenheit meist nicht direkt zum Ausdruck bringen, dass der wirtschaftliche Schaden der Unzufriedenheit aber immens sein kann. Die folgende Abbildung zeigt ausgewählte Konsequenzen der Unzufriedenheit von Kunden auf.

- Nur vier Prozent unzufriedener Kunden beschweren sich im Durchschnitt aller Branchen
- 96 Prozent unzufriedener Kunden wandern ohne sich zu beschweren zur Konkurrenz ab, geben aber ihre Erfahrungen in der Regel an Wettbewerber, Bekannte und Kooperationspartner weiter
- Ein zufriedener Kunde teilt durchschnittlich drei Menschen seine positiven Erlebnisse mit
- Ein unzufriedener Kunde schildert seinen Ärger durchschnittlich 11 anderen Menschen
- Einen neuen Kunden zu gewinnen ist bis zu sechs mal teuerer als einen bestehenden Kunden an sich zu binden
- Die Bearbeitung von Beschwerden und Reklamationen sowie die Nachbesserung von Qualitätsmängeln bindet bis zu 30 Prozent der Arbeitszeit

Abbildung 3: Verhalten unzufriedener Kunden und Konsequenzen

In sozialen Diensten besteht zumeist eine hohe Kundenzufriedenheit. So äußern bei Kundenbefragungen in ambulanten Pflegediensten häufig über 90 % im Grundsatz Zufriedenheit (in Einzelpunkten, wie etwa Pünktlichkeit, Freundlichkeit Sauberkeit etc. kann es dabei dennoch zu größeren Schwankungen kommen). Gleichwohl kann die Vernachlässigung von Beschwerden für Pflegedienste existenzbedrohend werden. Die überwiegende Mehrzahl von Kunden kommt aufgrund von Empfehlungen zu Pflegediensten. Daher wäre es in der Regel fatal, wenn beispielsweise nur acht Prozent der Kunden in ihrer Nachbarschaft und in ihrem sonstigen Umfeld aufgrund von Unzufriedenheit negativ über einen Dienst reden oder etwa ein Arzt seine Zusammenarbeit mit einem Pflegedienst einstellt.

Das vorgenannte Beispiel zeigt, dass Beschwerden abgeholt werden müssen. Das Potential einer gleichzeitigen Qualitätssteigerung und Kostensenkung durch die Nutzung der Kunden muss durch ein systematisches internes Beschwerdemanagement gezielt erschlossen und organisiert werden. Die Anreiz- und Organisationsprinzipien für die Erschließung von Beschwerden sind dabei identisch. Für die folgenden Punkte müssen entsprechende Rahmenbedingungen geschaffen werden:

- Klärung der Bedeutung des Beschwerdemanagements
- Stimulierung von Beschwerden
- Organisation der Beschwerdeentgegnnahme
- Organisation der Beschwerdebearbeitung
- Gewährleistung der Beschwerdereaktion
- Sicherung der Beschwerdeauswertung

Die Wichtigkeit und Bedeutung eines Beschwerdemanagements versuche ich nachfolgend aufzuzeigen.

5.1 Bedeutung des Beschwerdemanagements

Die Bedeutung des Beschwerdemanagements im Unternehmen signalisiert sowohl Kunden als auch Mitarbeitern und Führungskräften den Stellenwert, der Beschwerdeinitiativen eingeräumt wird. Damit wird gleichermaßen ein Signal zur Beteiligung und Motivation gesetzt wie die notwendigen Ressourcen bereitgestellt und die entsprechende Unternehmenskultur entwickelt. Die wichtigsten Anforderungen hierzu sind:

- Das Ziel der Kundenzufriedenheit hat höchste Priorität
- Manager und Mitarbeiter sehen Beschwerden als Chance an
- Ziele und Aufgaben des Beschwerdemanagements sind für alle eindeutig definiert
- Führungskräfte nehmen sich regelmäßig Zeit für die Lektüre, Diskussion und Beantwortung von Beschwerden
- Beschwerden haben auf der Leitungsebene und in Entscheidungsgremien hohe Priorität und stehen regelmäßig auf der Tagesordnung

Insbesondere beim Beschwerdemanagement spielt die Kundenzufriedenheit eine herausragende Rolle. Dies muss nicht bedeuten, dass jeder Kundenwunsch erfüllt wird. Es ist jedoch bei allen Beschäftigten gewährleistet, dass Kundenwünsche sehr ernst genommen und entsprechend behandelt werden. Auch wenn Kundenwünsche nicht erfüllt werden können, werden sie entgegengenommen, bearbeitet und die Kunden erhalten eine klare und eindeutige Reaktion. Auf jeden Fall werden die Äußerungen von Kundenwünschen im gesamten Unternehmen als Chance betrachtet. Hier ist es auch ständige Aufgabe der Leitung, zu verdeutlichen und vorzuleben, dass Beschwerden als Chance und nicht als „meckern" verstanden werden.

> Jede Beschwerde ist eine Chance für das Unternehmen.

Nachfolgend stelle ich den Beschwerdemanagementprozess vor.

5.2 Beschwerdemanagementprozess

Der Beschwerdemanagementprozess unterteilt sich in direkte und indirekte Aufgaben.

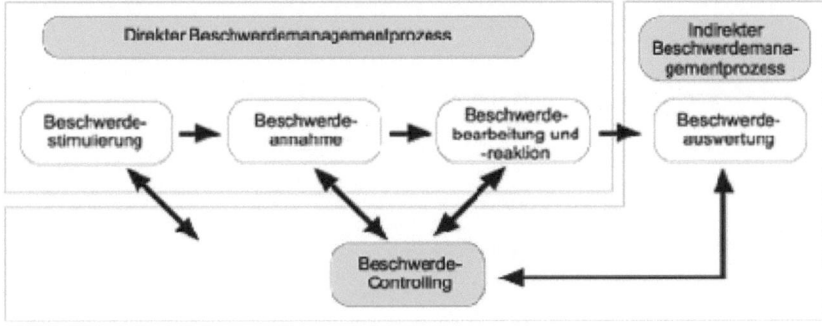

Abbildung 4: Beschwerdemanagementprozess [7]

Beschwerden sollten stimuliert werden; dieses zeige ich nunmehr auf.

5.3 Stimulierung von Beschwerden

Zur Unterstützung der verbesserungsorientierten Unternehmenskultur, in der Beschwerden erwünscht sind [8], kommt es darauf an, auf der operativen Ebene Beschwerden zu stimulieren. Ansatzpunkte hierfür könnten die folgenden Punkte und klar formulierten Zielsetzungen sein.

- Möglichst alle unzufriedenen Kunden sollen sich beschweren.

---

[7] vgl. DIN EN ISO 9001:2000, 7.2 Kundenbezogene Prozesse
[8] vgl. DIN EN ISO 9001:2000, 5.2 Kundenorientierung

- Kunden werden ermutigt, offen Beschwerden zu äußern.
- Kunden wissen genau, an wen Sie sich mit Beschwerden wenden können
- Kunden wird es leicht gemacht, Beschwerden zu äußern
- die Ressourcen des Beschwerdemanagements werden dem Kommunikations- und Bearbeitungsbedarf angepasst.

Für die Stimulierung von Beschwerden ist es zunächst erforderlich, klar zu demonstrieren, dass diese erwünscht sind und nicht als lästige Störungen empfunden werden. Dies muss Kunden wie Mitarbeitern immer wieder und systematisch verdeutlicht werden. Hierzu kann beispielsweise beitragen, dass die Unternehmensleitung [9] klare Ziele über die Anzahl der Beschwerden, die sie zu erhalten wünscht, formuliert.

Um die formulierten Ziele zu erreichen, muss das Einreichen von Beschwerden dem Beschwerdeführer so einfach wie möglich gemacht werden. Dies darf aber nicht dadurch erschwert werden, dass die Initiative beispielsweise durch die Suche nach Zuständigen oder durch bürokratischen Aufwand verhindert wird. Es geht darum, das Momentum der ersten Initiative zu nutzen und damit das Risiko zu vermeiden, dass Ideen wieder versanden.

Zielsetzungen und Annahmeverfahren müssen schließlich dadurch unterstützt werden, dass auch die verfügbaren Ressourcen zur Entgegennahme und Bearbeitung dem Bedarf angepasst werden. Sollte hier ein „Flaschenhals" entstehen, wird die Initiative im Keim erstickt und wird nur mit besonders hohem Aufwand wieder zu beleben sein.

Die umfassende Organisation der Beschwerdeentgegennahme werde ich anschließend darlegen.

5.4 Organisation der Beschwerdeentgegennahme

Die Stimulierung wird ergänzt durch die konkrete Organisation der Entgegennahme von Beschwerden. Hierzu sind Verhaltensweisen, Zuständigkeiten und Verfahren festzulegen [10]:

- Allen, die Beschwerden einreichen, wird glaubhaft vermittelt, dass diese ernsthaft bearbeitet werden.
- Alle Mitarbeiter, die Beschwerden entgegennehmen, sorgen für eine Bearbeitung.
- Alle Beschwerden werden schnell und richtig an die zuständigen Stellen weitergeleitet.
- Bei der Annahme wird Wert auf Richtigkeit, Eindeutigkeit und Vollständigkeit gelegt.
- Es gibt gut strukturierte Erfassungsinstrumente [11] für die Erhebung von Beschwerden.

So ist im Verfahren darauf zu achten, dass die Ernsthaftigkeit des Umgangs mit Beschwerden glaubhaft gemacht werden kann. Dabei ist der unmittelbare Arbeitskontakt zu nutzen und es sollte dem Beschwerdeführer nicht zugemutet werden, selbst für eine Weiterverfolgung sorgen oder später umständliche Erläuterungen oder Ergänzungen vornehmen zu müssen.

Insofern ist die vollständige Aufnahme, Zuleitung an die zuständige Stelle, Sicherung der Bearbeitung etc. nicht Sache des Beschwerdeführers, sondern sollte durch entsprechende Verfahrensanweisungen und Instrumente gesichert werden. Dies kann sich beispielsweise in einem Beschwerdeformular widerspiegeln, das allerdings nicht dem Kunden auszuhändigen ist, sondern von dem entgegennehmenden Mitarbeiter ausgefüllt und weitergeleitet werden muss.

Das Regeln für den sicheren Umgang mit dem Beschwerdeführer notwendig sind, zeige ich folgend auf.

---

9 vgl. ebd., 5.1 Verpflichtung der Leitung
10 vgl. ebd., 6.1 Bereitstellen von Ressourcen
11 vgl. DIN EN ISO 9001:2000, 8.1 Allgemeines

5.4.1 Regeln für den sicheren Umgang mit dem Beschwerdeführer

Einige wichtige Regeln sind für den sicheren Umgang mit dem Beschwerdeführer unumgänglich. Zunächst Möglichkeiten für den Umgang mit unzufriedenen Kunden:

Umgang mit unzufriedenen Kunden
☺ Verstehen Sie Beschwerden als einen normalen Teil Ihrer Arbeit und als Chance, Kundenunzufriedenheit abzubauen und Kundenbindung zu sichern.
☺ Suchen Sie einen ruhigen Ort für das Beschwerdegespräch.
☺ Sprechen Sie den Kunden mit Namen an.
☺ Signalisieren Sie Gesprächsbereitschaft.
☺ Hören Sie gut zu.
☺ Wählen Sie eine ruhige und höfliche Gesprächsart. (»Den Streit mit einem Kunden hat immer der Kunde gewonnen.«)
☺ Stellen Sie inhaltliche Fragen solange, bis die Situation geklärt ist.
☺ Versetzen Sie sich in die Lage des Kunden.
☺ Machen Sie sich Notizen.
☺ Vermeiden Sie Sofortdiagnosen.
☺ Beschuldigen Sie keine Kollegen.
☺ Leiten Sie sofort die Bearbeitung der Beschwerden ein.
☺ Bieten Sie eine faire Lösung an.
☺ Erkundigen Sie sich, ob der Kunde mit der Regulierung einverstanden ist.
☺ Ist eine unverzügliche Problemlösung nicht möglich, sagen Sie dem Kunden eine genaue Prüfung zu und geben Sie an, wie lange es dauern wird.
☺ Sind Sie nicht zuständig oder können Sie nichts tun, leiten Sie die Beschwerde eigenhändig weiter.
☺ Beenden Sie das Gespräche mit einer positiven Formulierung.
☺ Analysieren Sie den Beschwerdevorgang und unterrichten Sie den Verantwortlichen.

Abbildung 5: Umgang mit unzufriedenen Kunden

Ein Auszug aus den Grundsätzen des Hotels Ritz-Carlton zeigt, wie ein Unternehmen dem Mitarbeiter weite Entscheidungskompetenzen einräumen kann, um verärgerte Kunden wieder zufriedenzustellen:

Grundsatz 8: Derjenige Mitarbeiter, an den die Beschwerde herangetragen wird, ist der »Eigentümer« dieser Beschwerde. Grundsatz 9: Die unmittelbare Beschwichtigung unserer Gäste muss von jedem Mitarbeiter sichergestellt werden. Reagieren Sie augenblicklich und beheben Sie das Problem sofort. Fragen Sie innerhalb von 20 Minuten bei dem Gast nach, um sicherzugehen, dass das Problem zu seiner Zufriedenheit gelöst worden ist. Tun Sie alles, was in Ihrer Macht steht, um niemals einen einzigen Gast zu verlieren. Grundsatz 10: Anhand von Formularen für Gästevorkommnisse wird jeder Vorfall, der zur Unzufriedenheit unserer Gäste geführt hat, festgehalten und kommuniziert. Jeder Mitarbeiter ist berechtigt, das Problem zu lösen und ein erneutes Auftreten zu verhindern.

Abbildung 6: Auszug aus den Grundsätzen des Hotels Ritz-Carlton [12]

Nachfolgende Regeln sollen beim Umgang mit unzufriedenen Kunden helfen:

☺ Ruhe bewahren
Selbst wenn eine Beschwerde lautstark und aggressiv vorgetragen wird, sollte dem Kunden die Gelegenheit gegeben werden, sich gründlich auszusprechen. Er will „Dampf ablassen" und das geht am Besten, wenn man ihn ausreden lässt. In gar keinem Fall sollte die Reklamation persönlich genommen werden. Im Gegenteil: Den Kunden durch ruhige Fragen dazu ermuntern, möglichst detailliert über den Grund seiner Reklamation zu sprechen und den Sachverhalt zu schildern. Wichtig: Halten von Blickkontakt, wenn mit dem Kunden gesprochen oder ihm zugehört wird.

---

[12] eigene Unterlagen (Kopie) ohne Quellenangabe

☺ Keine Ausflüchte und keine Lügen
Wenn Kunden auf eines allergisch reagieren, dann auf Ausflüchte und Lügen. Zudem haben Lügen bekanntlich kurze Beine und werden früher oder später aufgedeckt. Den Kunden ist man anschließend endgültig los. Selten ist der Kunde im ersten Moment daran interessiert, auf welche Weise sein Problem zustande gekommen ist. Vielmehr will er eine rasche Lösung des Problems sehen. Rechtfertigungen verschärfen die Situation zusätzlich.

☺ Verantwortung übernehmen
Die wichtigste Regel im Beschwerdemanagement lautet: Übernehmen von Verantwortung! Dem Kunden sollte von Anfang an das Gefühl gegeben werden, dass sich jemand für sein Problem zuständig fühlt. Aussagen wie „Da kann ich nichts für" oder gar „Dafür bin ich nicht zuständig" bringen den Kunden erst recht auf die Palme. Nie die Schuld für technische Pannen oder Verzögerungen auf andere schieben.

☺ Sammeln von Informationen
Jede Einzelheit der Beschwerde ist zu vermerken. Wie heißt der Kunde? Was ist der Grund der Beschwerde? Wann ist das Problem aufgetreten? Hat der Kunde bereits mit anderen Partnern (Mitarbeiter, weitere Kunden usw.) gesprochen?

☺ Hat der Kunde Recht?
Wenn die Pflegeeinrichtung für den Schaden verantwortlich ist, unbedingt den Fehler zugeben. Erst recht, wenn es sich um ein kleineres Problem handelt. Lieber einmal zu viel, als einmal zu wenig entschuldigen. Damit wird die Schärfe aus dem Gespräch genommen und schafft eine gute Basis für den weiteren Verlauf.

☺ Irrt sich der Kunde?
Die Beschwerde ist nicht gerechtfertigt? Dann zuerst überlegen, ob es nicht kostengünstiger ist, den Schaden dennoch zu begleichen. Denn dann wird der Kunde der Einrichtung sicherlich treu bleiben. Falls sich das nicht lohnt, sollten diese Ansprüche in angemessener Form zurückgewiesen werden.

☺ Selber lösen oder weiterleiten?
Kann das Problem selber gelöst werden? Dann ist es unverzüglich zu lösen. Geht das nicht, muss das Problem an die nächst höhere Entscheidungsebene weitergeleitet werden. In jedem Fall muss das Ärgernis in angemessener Zeit aus der Welt geschafft werden.

Nachfolgend stelle ich die Organisation der Beschwerdebearbeitung vor.

5.5 Organisation der Beschwerdebearbeitung

Für die interne Bearbeitung und Bewertung von Beschwerden müssen ebenso klare Maßgaben gelten [13], um sicher zu stellen, dass eingegangene Beschwerden Konsequenzen haben. Dies muss nicht bedeuten, dass ihnen in jedem Fall Rechnung getragen wird, jedoch ist sicherzustellen, dass eine zügige, nachvollziehbare und gerechte Bearbeitung und Bewertung vorgenommen wird. Die Bearbeitung kann durch die folgenden Punkte unterstützt werden.

o Für die Bearbeitung von Beschwerden liegen eindeutige Prozessdefinitionen vor.
o Die Verantwortlichkeiten für den Gesamtprozess des Beschwerdemanagements sind klar definiert.
o Für die Bearbeitung von Beschwerden liegen klare zeitliche Handlungsstandards vor.
o Werden Bearbeitungstermine nicht eingehalten, erfolgt eine interne Mahnung.
o Bei erheblichem Bearbeitungsverzug werden die Beschwerden automatisch höheren Hierarchiestufen zur Kenntnis gebracht.

Die Festlegung von Verfahren und Verantwortlichkeiten dient der Sicherung einer reibungslosen Bearbeitung und bietet die Gewähr, dass Beschwerden nicht neben anderen Kernprozessen vernachlässigt werden. Für diese Prozesse sind klare und hohe Standards zu definieren, die einerseits Handlungssicherheit geben und andererseits für eine einheitlich hohe Bearbeitungsqualität sorgen. Die Einhaltung

---

13 vgl. DIN EN ISO 9001:2000, 7.1 Planung der Produktrealisierung

dieser Qualität ist durch ein entsprechendes Controlling [14] einschließlich der Vereinbarung von Konsequenzen bei Abweichungen sicherzustellen.

Das eine Beschwerdereaktion gewährleistet ist, stelle ich anschließend dar.

5.6 Gewährleistung der Beschwerdereaktion

Beschwerdeführer sollen eine eindeutige und nachvollziehbare Reaktion auf ihre Initiative nicht erst nach abschließender Bearbeitung, sondern zeitnah erhalten [15]. Auch für diese Reaktionen sollten klare Standards und Verfahren festgelegt werden, die beispielsweise in den folgenden Punkten bestehen können.

- Alle Beschwerdeführer erhalten eine Eingangsbestätigung einen Bearbeitungs- bzw. Endbescheid.
- Für die Aussendung der Bescheide existieren klare terminliche Vorgaben (24/72 Stunden).
- Die Antworten an die Mitarbeiter und Beschwerdeführer gehen auf die individuellen Umstände des Einzelfalls ein.
- Die Antworten enthalten Stellungnahmen zu Gründen und Anlässen, die Verbesserung bisher behindert haben.
- Die Beschwerdeführer werden immer fair in die Verbesserungsprozesse [16] eingebunden.
- Dank an den Beschwerdeführer für seinen Hinweise und Vorschlag.

So ist sicherzustellen, dass sowohl der Eingang bestätigt als auch über den Bearbeitungsprozess informiert und selbstverständlich das Endergebnis mitgeteilt wird. Als ein ehrgeiziger, für den Gesamtprozess aber erfolgversprechender Standard hat sich die sogenannte „24/72 Regel" erwiesen, nach der innerhalb von 24 Stunden der Eingang einer Beschwerde bestätigt und nach spätestens 72 Stunden entweder ein Endbescheid oder eine Bearbeitungsmitteilung erteilt wird.

Entsprechende Bescheide [17] sollten dabei auf die individuellen Umstände der Beschwerde eingehen und nicht in Form eines Standardformulars erfolgen. Der Hinweis auf mögliche Hintergründe des Beschwerdeanlasses sollte nicht der Rechtfertigung, sondern der Erläuterung möglicher Begrenzungen durch Rahmenbedingungen (beispielsweise rechtliche Vorschriften, Vorgaben der Pflegeversicherung etc.) dienen. Auch hier ist jedoch darauf zu achten, dass gezielt nach Handlungsoptionen gesucht wird und diese nicht durch Standardfloskeln verhindert werden.

Auf die Wichtigkeit der Sicherung der Beschwerdeauswertung werde ich nachfolgend eingehen.

5.7 Sicherung der Beschwerdeauswertung

Da Beschwerden nicht nur zu punktuellen, sondern zu systematischen Verbesserungen genutzt werden sollen, ist grundsätzlich eine Auswertung vorzunehmen, die eine Ursachenanalyse [18] und die Prüfung einer Übertragbarkeit umfasst. Hierzu gehört auch die Überprüfung der Wirksamkeit des Beschwerdemanagements. Dabei kann man sich an den folgenden Punkten orientieren.

- Das Aufkommen an Beschwerden wird regelmäßig in quantitativer Hinsicht analysiert.
- Die Auswertungen werden differenziert unter qualitativen Aspekten vorgenommen.
- Wichtige Beschwerden werden einer gründlichen Ursachenanalyse unterzogen.
- Es werden systematisch Anstrengungen unternommen, Probleme zu beseitigen und in Zukunft zu vermeiden.

---

14 vgl. ebd., 8.2.2 Internes Audit
15 vgl. ebd., 7.2.3 Kommunikation mit dem Kunden
16 vgl. DIN EN ISO 9001:2000, 8.5 Verbesserung
17 vgl. ebd., 7.5.3 Kennzeichnung und Rückverfolgbarkeit
18 vgl. ebd., 8 Messung, Analyse und Verbesserung

- Die wichtigsten Ergebnisse der Auswertungen werden regelmäßig zielgruppen- und termingerecht zugestellt.

Die quantitative Auswertung dient vor allem der Überprüfung, ob das Beschwerdemanagement von Beschäftigten und Kunden in dem gewünschten Umfang in Anspruch genommen wird. Dabei sollte jedoch die qualitative Bedeutung und Bewertung der Anregungen nicht vernachlässigt werden, da ihre Reichweite deutlich voneinander abweichen kann.

Die Ursachenanalyse und Prüfung der Übertragbarkeit dient der Sicherung der Nachhaltigkeit der Reaktion. Es geht nicht nur darum, auf den Einzelfall zu reagieren, sondern kontinuierliche Verbesserungen auf den Weg zu bringen und systematisch zu lernen. Bei Beschwerden ist entscheidend dass ihre Ursachen abgestellt werden.

Auch über diese Ergebnisse sollten Kunden und Mitarbeiter regelmäßig informiert werden. Wie im Bereich der Reaktion können die Ergebnisse in einen Wettbewerb einbezogen und die Initiatoren entsprechend der Wirkung der getroffenen Maßnahmen honoriert werden.

Im folgenden Kapitel stelle ich das Beschwerdemanagement in der Senioreneinrichtung XY vor.

6 Beschwerdemanagement in der Senioreneinrichtung XY

Jeder Fehler sollte in erster Linie als Chance und nicht als Mangel betrachtet werden. Ausnahmslos jeder Fehler beinhaltet die Möglichkeit die eigene Dienstleistung zu verbessern.

Im Weiteren erläutere ich den Ungang mit Fehlern und Reklamationen.

6.1 Umgang mit Fehlern und Reklamationen

Jede eingehende Fehlermeldung oder Reklamation soll in der Senioreneinrichtung XY unverzüglich und mit dem Ziel der zukünftigen Vermeidung, bearbeitet werden.

Die Registrierung und Bearbeitung von Fehlern und Reklamationen erfolgt auf einem standardisierten Formblatt [19].

Äußern Kunden, Angehörige und Betreuer ihre Unzufriedenheit über eine erbrachte Leistung, so besteht durch das installierte Beschwerdemanagement die Möglichkeit, diesen aufgetretenen Fehler zukünftig zu vermeiden und die Kundenzufriedenheit wieder herzustellen.

Die Zielsetzung des Beschwerdemanagements stelle ich anschließend vor.

6.2 Zielsetzung

Geäußerte Kritik, die sorgfältig bearbeitet wird, führt dazu, dass sich die Einstellung des Beschwerdeführers gegenüber der Senioreneinrichtung XY anschließend positiver darstellt.
Auf die Wünsche der Kunden einzugehen, führt zu:

1. einer höheren Kundenzufriedenheit,
2. Erhaltung der Kundenbindung,
3. Reduzierung der Fehlerkosten,
4. Förderung eines positiven Images und
5. Qualitätsverbesserung für alle Kunden.

Die einzelnen Maßnahmen des Beschwerdemanagements werde ich nachfolgend vorstellen.

6.2.1 Maßnahmen des Beschwerdemanagements

Zu den Maßnahmen eines Beschwerdemanagements zählen:

1. die Beschwerdeanregung,
2. die Beschwerdeannahme (Schulung der Mitarbeiter zum Umgang mit unzufriedenen Kunden),
3. die Beschwerdebearbeitung und –reaktion (Information des Kunden über den Stand der Dinge und Regelungen zum Ausgleich des entstandenen Schadens),
4. die Beschwerdeauswertung und
5. das Beschwerdecontrolling.

Mein Resümee des Beschwerdemanagements werde ich nunmehr vorstellen.

---

19 vgl. DIN EN ISO 9001:200, 4.2.3 Lenkung von Dokumenten

6.2.2 Resümee

Aktives Beschwerdemanagement bedeutet, ansprechbar zu sein für die Probleme der Kunden, für eine schnelle Weiterleitung der Reklamation zu sorgen und dies dann in einem zeitnahen Rahmen zu bearbeiten.

Die von mir eingesetzten Qualitätstechniken werden folgend vorgestellt.

6.3 Eingesetzte Qualitätstechniken

Qualitätstechniken sind Werkzeuge und Methoden, die sich speziell für die besonderen Bedingungen eignen, unter denen Dienstleistungen erbracht werden.

Bei allen verwendeten Techniken habe ich den Demingkreis zugrunde gelegt.

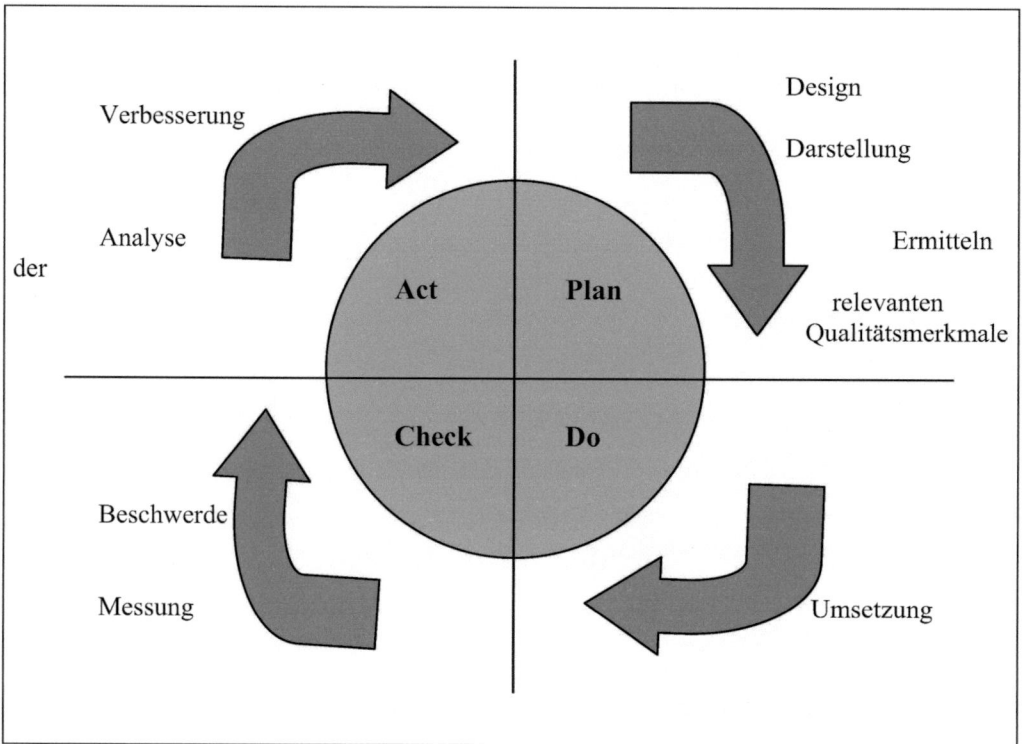

Abbildung 7: Demingkreis für Dienstleistungen [20]

Anschließend werde ich den Erfassungsbogen Beschwerdemanagement darstellen.

---

20 vgl. Hoeth, U. u. Schwarz, W.: Qualitätstechniken für die Dienstleistung, Hanser Verlag, Seite 27

6.3.1 Erfassungsbogen Beschwerdemanagement

Beschwerdeannahme:						
Entgegennehmender Mitarbeiter:	Name des Bewohners:					Name des Beschwerdeführers:
Datum:	Kritikweg:					Kummerkasten
	Telefon		Persönlich		Brief	
Bereich:	Pflege	Reinigung	Wäsche	Beratung	Heimbewohner	Ärzte
	Küche	Betreuung	Speisen	Mitarbeiter	Hilfsmittel	Appartements

Beschwerdegrund:

Dringlichkeit:		
äußerst dringlich	sehr dringlich	weniger oder nicht dringlich

Bearbeitung der Beschwerde:			
Bearbeitungsschritte:	Verantwortlich:	Datum:	Dem Beschwerdeführer gegenüber gemachte Zusagen (bedürfen der Abstimmung):
1.			
2.			
3.			
4.			
5.			

Lösung:	
Keine Lösung möglich	Lösung zur Zeit nicht möglich
Lösung:	

Information:	
An den Beschwerdeführer	
Datum	Unterschrift

Abbildung 8: Matrix Erfassungsbogen Beschwerdemanagement [21]

Im weiteren folgt der Flowchart Beschwerdemanagement.

---

[21] vgl. DIN EN ISO 9001:2000, 4.2.3 Lenkung von Dokumenten

6.3.2 Flowchart Beschwerdemanagement

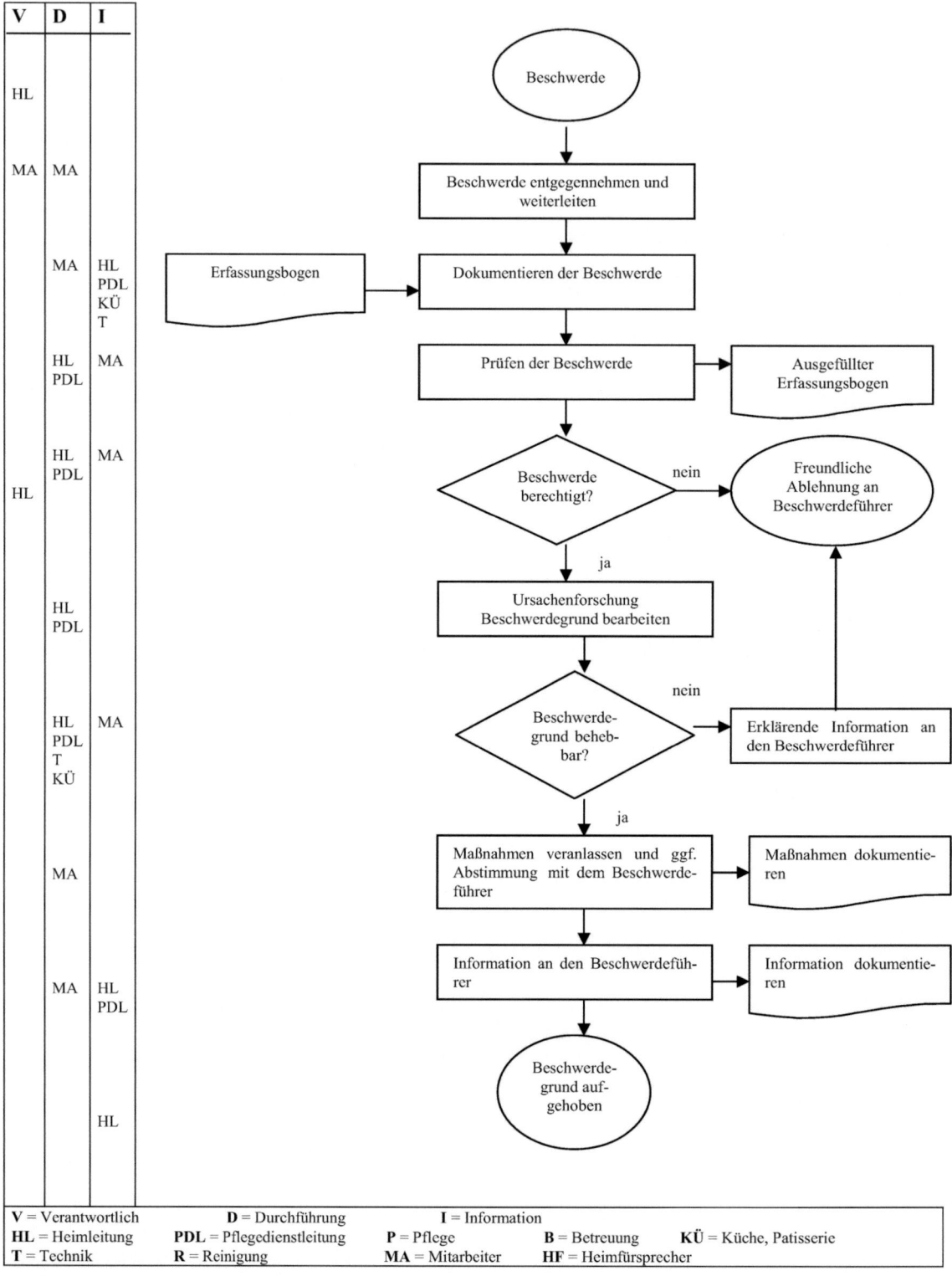

Abbildung 9: Flowchart Beschwerdemanagement [22]

---

[22] vgl. DIN EN ISO 9001:2000, 4.2 Dokumentationsanforderungen

Die Eingangsbestätigung der Beschwerde werde ich nachfolgend aufzeigen.

6.3.3 Eingangsbestätigung der Beschwerde

Briefkopf der Seniorenreinrichtung XY

Ort, Datum

Eingangsbestätigung

Sehr geehrte/r ,

Sie haben sich am .... mit einer Beschwerde an uns gewandt.

Für diese Rückmeldung unserer Dienstleistung sind wir Ihnen sehr dankbar und möchten es nicht unterlassen, mit diesem Schreiben unseren Dank zum Ausdruck zu bringen.

Ihre Kritik hilft uns, Schwachstellen in unserem Hause zu erkennen und zu beheben. Ihre Kritik stärkt und motiviert uns in unserem Bemühen, Sie als unsere Gäste sowie Ihre Angehörigen stets im umfassenden Sinne gut zu betreuen und auf Ihre Bedürfnisse einzugehen.

Wir bemühen uns, Ihre Beschwerde zeitnah zu bearbeiten. Für eine etwas längere Bearbeitungszeit bitten wir um Ihr Verständnis, da eine Rücksprache mit den beteiligten Mitarbeitern/Personen notwendig ist bzw. mit bereichsübergreifenden Mitarbeitern/Personen unseres Hauses im Rahmen unseres Beschwerdemanagements.

Nach Abschluss der Bearbeitung werden wir Sie unverzüglich informieren.

Mit freundlichen Grüßen

Abbildung 10: Matrix Beschwerdeerwiderung

Dem folgt die Antwort an den Beschwerdeführer.

6.3.4 Antwort an Beschwerdeführer

Nach Abschluss der Ermittlungen erhält der Beschwerdeführer die Stellungnahme der Einrichtung mit einem Antwortschreiben.

Briefkopf der Senioreneinrichtung XY

Ort, Datum

Beschwerdeerwiderung
Eingangsbestätigung vom ...

Sehr geehrte/r ,

Sie haben sich am .... mit einer Beschwerde an uns gewandt.

Wir haben Ihre Beschwerde im Rahmen unseres Beschwerdemanagements nunmehr abschließend bearbeitet.

Hierzu teilen wir Ihnen unser Ergebnis wie folgt mit:

Für Rückfragen stehen wir Ihnen selbstverständlich gerne zur Verfügung.

Wir bedanken uns nochmals für Ihre Offenheit und verbleiben

mit freundlichen Grüßen

Abbildung 11: Matrix Beschwerdeantwort

Im weiteren Kapitel erfolgt meine Zusammenfassung der vorliegenden Arbeit.

7 **Zusammenfassung**

Das Beschwerdemanagement als vorgeschriebenes Instrument des Qualitätsmanagements lautete das Thema der Abschlussarbeit, das ich als Teilnehmer der berufsbegleitenden Weiterbildung zum TQM-Manager ® (EQ Zert) zu erstellen hatte. Unter diesem Aspekt wurde die Thematik dann ausführlich bearbeitet.

Im ersten Kapitel beschäftigte ich mich mit der Zielsetzung dieser Arbeit.

Im folgenden Kapitel wurde die Frage nach einem prozessorientierten Qualitätsmanagements ausführlich beantwortet.

Im anschließenden Kapitel stellte ich die Frage, warum ich ein Beschwerdemanagement in der Senioreneinrichtung XY implementieren möchte.

Im folgenden Hauptkapitel beschäftigte ich mich mit der Verbesserungsinitiative Beschwerdemanagement.

Das darauf folgende Hauptkapitel stellt das Beschwerdemanagement in der Senioreneinrichtung XY ausführlich dar.

8 Fazit

> Es geht nicht darum, Beschwerden zu vermeiden, sondern die Ursachen von Unzufriedenheit zu ergründen und diese zu vermeiden!

Eine geringe Zahl von eingegangenen Beschwerden bedeutet nicht, dass die Kunden unbedingt zufrieden sein müssen, jedoch Mitarbeiter müssen geschult werden im professionellen Umgang mit Beschwerden. Gleichfalls sollten sie in ihrer Persönlichkeit geschützt werden und zu jeder Beschwerde gehört werden, da sich Unzufriedenheiten im Pflegebereich häufig auf der emotionalen Ebene abspielen und nicht sämtliche sozialen Bedürfnisse durch das Personal erfüllt werden können.

> Die Scheu vor Aufwand, Kosten und ungezügeltem Beschwerdeeingang sind Hemmnisse für die Einführung eines aktiven Beschwerdemanagements.

Die Beschwerdeauswertung ist immer ein Führungsinstrument, dass ich als Einrichtungsleiter bzw. Heimleiter einzusetzen wissen muss.

9 Literaturhinweis

- Arbeitsunterlagen des bfw, vervielfältigt, 2002-2003
    - eigene Arbeitsunterlagen
    - Internetrecherche
- Beuth: DIN-Taschenbuch 226, Qualitätsmanagement, Beuth Verlag, 2001
- Deutsche Gesellschaft für Psychologie, Richtlinien zur Manuskriptgestaltung, Hogrefe-Verlag, 1997
- Fischer, Wolfgang: Führungswissen in der Pflege, Kohlhammer Verlag, 1996
- Gerken, Gerd: Der neue Manager, Knaur Verlag, 1995
- Hoeth, Ulrike u. Schwarz, Wolfgang: Qualitätstechniken für die Dienstleistung, Hanser Verlag, 2002
- Illson, Markus u. Kerner, Jürgen G.: Qualitätsmanagement in der Altenhilfe, Steinbeis-Stiftung für Wirtschaftsförderung, 2002
- Kälin, Karl u. Müri, Peter: Führen mit Kopf und Herz, Ött Verlag, 1990
- Lotmar, Paula u. Tondeur, Edmont: Führen in sozialen Organisationen, Haupt Verlag, 1994
- Vollmer, Günther R.: Ursachen von Erfolg und Misserfolg im Betrieb, Sauer Verlag, 1991